AF476835

FACULTÉ DE MÉDECINE
DE PARIS

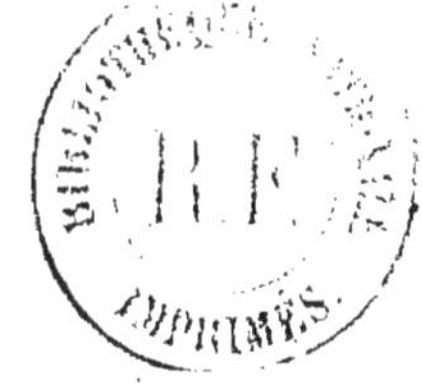

SALLE DEBOVE

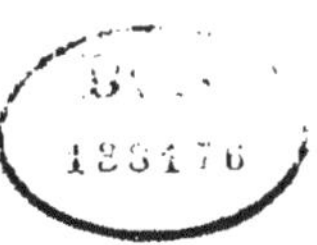

BANDAGES HERNIAIRES
ET PROTHÈSE
DU XVIIe A LA FIN DU XIXe SIÈCLE

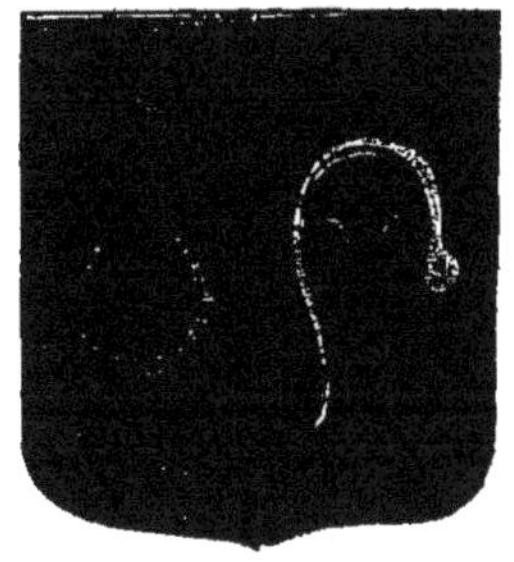

Armoiries de la Communauté des Gibeciers
Faiseurs de Brayers

Collection classée et cataloguée sous la direction
des professeurs BERGER et HARTMANN

par MM. RAINAL Frères

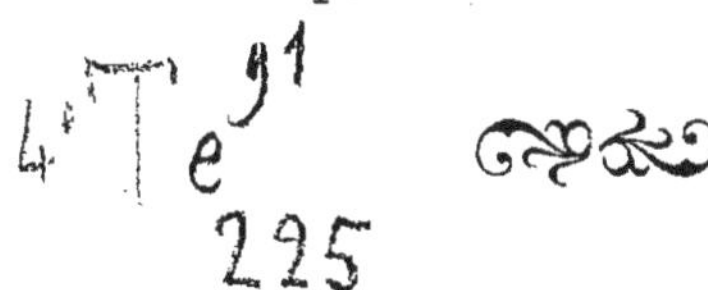

TYPOGRAPHIE ADRIEN MARÉCHAL

PARIS 1912

Armoiries de la Communauté des Gibeciers
Faiseurs de Brayers

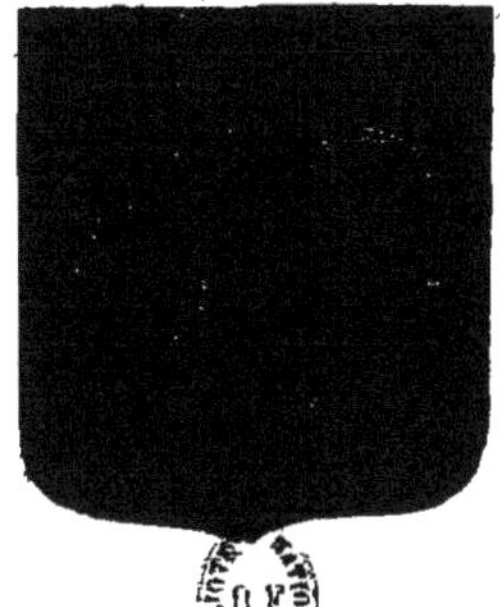

Parti au premier d'or à la Gibecière d'azur
au deuxième d'azur à la Ceinture herniaire d'argent
accompagnée d'une Bourse d'or.

Musée Carnavalet.

BANDAGES HERNIAIRES

ET PROTHÈSE

DU XVIIe A LA FIN DU XIXe SIÈCLE

Nos	NOMS	DÉSIGNATIONS
1	**Trouvaille d'Euville** (Pas-de-Calais) Ve SIÈCLE	Bandage trouvé dans une tombe par M. Max-Verly. *Voir Chirurgie Antique.* Les Bandages herniaires à l'époque Mérovingienne, par le Dr Deneffe, Professeur à l'Université de Gand. Bibliothèque Rainal Frères. Caals, éditeur, Anvers 1900.
2	**Trouvaille de Devise** Ve SIÈCLE	Bandage trouvé dans le cimetière Franc de Devise par M. Lelaurain. *Voir Chirurgie Antique.* Les Bandages herniaires à l'époque Mérovingienne, par le Dr Deneffe, Professeur à l'Université de Gand. Bibliothèque Rainal Frères. Caals, éditeur, Anvers 1900.
3	**Trouvaille de Marché-le-Pot** 450 A 600 ANS après J. C.	Bandage trouvé dans le cimetière Franc de Marché-le-Pot, près Péronne (Somme). *Voir Chirurgie Antique.* Les Bandages herniaires à l'époque Mérovingienne, par le Dr Deneffe, Professeur à l'Université de Gand. Bibliothèque Rainal Frères. Caals, éditeur, Anvers 1900.
4	**Trouvaille de Thèbes** VIe OU VIIe SIÈCLE avant J. C.	Bandage double du Dr Lambros d'Athènes. Trouvé à Thèbes. *Voir Chirurgie Antique.* Les Bandages herniaires à l'époque Mérovingienne, par le Dr Deneffe, Professeur à l'Université de Gand. Bibliothèque Rainal Frères. Caals, éditeur, Anvers 1900.
5	**Trouvaille de Bocotien** SANS DATE PRÉCISE d'après le Dr Deneffe	Bandage herniaire du Dr Lambros d'Athènes. Trouvé à Bocotien. *Voir Chirurgie Antique.* Les Bandages herniaires à l'époque Mérovingienne, par le Dr Deneffe, Professeur à l'Université de Gand. Bibliothèque Rainal Frères. Caals, éditeur, Anvers 1900.

Nos	NOMS	DÉSIGNATIONS
6	**Trouvaille de Bocotien** SANS DATE PRÉCISE d'après le Dr Deneffe	Bandage herniaire du Dr Lambros d'Athènes. Trouvé à Bocotien. *Voir Chirurgie Antique.* Les Bandages herniaires à l'époque Mérovingienne, par le Dr Deneffe, Professeur à l'Université de Gand. Bibliothèque Rainal Frères. Caals, éditeur, Anvers 1900.
7	**PRÉVOSTEAU** 1603	Brayer de Prévosteau. Petit Traicté sur la forme et façon d'un brayer avec le moyen de le bien accomoder. Bibliothèque Nationale. — Te 91. Chez Étienne Prévosteau, en la rue Saint-Jean-de-Latran, au Collège de Cambrai. Paris.
8	**FABRICE DE HILDEN** *Chirurgien de la Ville de Berne* 1630	Bandage à ressort. Brayers imaginés et souvent confectionnés par Fabrice de Hilden lui-même pour comprimer les hernies les plus dangereuses. Lettres latines interprétées en langue française. Francfort 1682.
9	**FABRICE DE HILDEN** *Chirurgien de la Ville de Berne* 1630	Bandage à ceinture molle. Lettres latines interprétées en langue française. Francfort 1682.
10	**MALACHIAM GEIGER** 1631	Kélegraphia sive descriptio herniarum cum earundem curationibus. Ceinture de fer pour hernies des deux côtés. Bibliothèque Nationale. — Td 113.
11	**MALACHIAM GEIGER** 1631	Kélegraphia sive descriptio herniarum cum earundem curationibus. Brayer à ressort pour un seul côté. Bibliothèque Nationale. — Td 113.
12	**LEQUIN NICOLAS** 1665	Bandage pour l'épiplocelle de l'homme gras. Traité des hernies ou descentes contenant les causes, signes, accidens, remèdes, et un avis aux hernieux, avec la manière de bien faire et administrer les bandages d'acier et de fil de fer. Bibliothèque Rainal Frères. Bibliothèque Nationale. — Td 113-4. Chez Nicolas Lequin, chirurgien herniaire. Chez l'auteur qui l'a fait imprimer à ses dépens, demeurant à Paris en la rue Saint-Germain, à l'enseigne du *Bandage d'Or*, l'on scaura qui est le libraire qui le débite.

Nos	NOMS	DÉSIGNATIONS
13	LEQUIN NICOLAS 1665	Traité des Hernies ou Descentes. Bandage pour l'enterocelle de l'homme maigre. Bibliothèque Rainal Frères. Bibliothèque Nationale. — Td 113-4.
14	LEQUIN NICOLAS 1665	Traité des Hernies ou Descentes. Bandage pour l'entéroépiplocelle. Bibliothèque Rainal Frères. Bibliothèque Nationale. — Td 113-4.
15	LEQUIN NICOLAS 1665	Traité des Hernies ou Descentes. Bandage pour deux bubonocelles. Bibliothèque Rainal Frères. Bibliothèque Nationale. — Td 113-4.
16	LEQUIN NICOLAS 1665	Traité des Hernies ou Descentes. Bandage brisé pour cacher à la poche quoi qu'il soit d'acier. Bibliothèque Rainal Frères. Bibliothèque Nationale. — Td 113-4.
17	DE LANGLOIS 1671	Bandages pour les pauvres de la campagne, faciles et à peu de frais, pour les descentes de boyau, de matrice. Onguent qui contribuera beaucoup à la guérison. Bibliothèque Nationale. — Te 91-69. Paris, De Langlois, 1671. — In-4° Pièce.
18	NICOLAS DE BLÉGNY 1676	L'Art de guérir les Hernies avec la construction, l'usage et l'utilité des brayers et des pessaires à ressorts inventés par l'auteur. Bandage à vis pour un seul côté. Bibliothèque Nationale. — Te 91-2. Paris, chez l'auteur, 1676. — In-12. 3e Edition : Paris, Vve d'Houry, 1688. — In-12.
19	NICOLAS DE BLÉGNY 1676	L'Art de guérir les Hernies. Bandage de femme à vis pour une descente de matrice. Bibliothèque Nationale. — Te 91-2. Paris, chez l'auteur, 1676. — In-12. 3e Edition : Paris, Vve d'Houry, 1688. — In-12.

Nos	NOMS	DÉSIGNATIONS
20	NICOLAS DE BLÉGNY 1676	L'Art de guérir les Hernies. Bandage à un costé à simple platine d'acier servant la nuit aux fortes descentes et le jour aux petites et aux moyennes. Bibliothèque Nationale. — Te 91-2. Paris, chez l'auteur, 1676. — In-12. 3e Edition : Paris, Vve d'Houry, 1688. — In-12.
21	NICOLAS DE BLÉGNY 1676	L'Art de guérir les Hernies. Bandage à ceinture simple ayant un ressort à boucle qui reçoit la courroie et pousse la platine. Bibliothèque Nationale. — Te 91-2. Paris, chez l'auteur, 1676 — In-12. 3e Edition : Paris, Vve d'Houry, 1688. — In-12.
22	NICOLAS DE BLÉGNY 1676	L'Art de guérir les Hernies. Bandage de futaine pour les deux costés. Bibliothèque Nationale. — Te 91-2. Paris, chez l'auteur, 1676. — In-12. 3e Edition : Paris, Vve d'Houry, 1688. — In-12.
23	NICOLAS DE BLÉGNY 1676	L'Art de guérir les Hernies. Bandage ayant un ressort courbé qu'on transmet sur le derrière de la platine. Bibliothèque Nationale. — Te 91-2. Paris, chez l'auteur, 1676. — In-12. 3e Edition : Paris, Vve d'Houry, 1688. — In-12.
24	NICOLAS DE BLÉGNY 1676	L'Art de guérir les Hernies. Bandage en fil de fer ayant un ressort spirale. Bibliothèque Nationale. — Te 91-2. Paris, chez l'auteur, 1676. — In-12. 3e Edition : Paris, Vve d'Houry, 1688. — In-12.
25	DE LAUNAY 1690	Instructions nécessaires pour ceux qui sont incommodés des descentes, avec quelques remarques sur le remède du roi et sur le moyen qu'on peut prendre pour envoyer des bandages dans les provinces. Bandage d'acier des deux côtés. Bibliothèque Nationale. — Te 91-3. Paris, d'Houry, 1690. — In-12.

Nos	NOMS	DÉSIGNATIONS
26	DE LAUNAY 1690	Instructions nécessaires pour ceux qui sont incommodés des descentes. Bandage double. Bibliothèque Nationale. — Te 91-3. Paris, d'Houry, 1690. — In-12.
27	CROISSANT DE GARENGEOT (René-Jacques) 1740	Traité des Opérations de Chirurgie. Fondé sur la mécanique des organes de l'homme et sur la théorie et la pratique la plus autorisée. Enrichi de cures très singulières et de figures en taille douce représentant les attitudes des opérations. Oblitération de la ligne blanche. Bibliothèque Rainal Frères. Paris, chez Huart, 1740.
28	CROISSANT DE GARENGEOT (René-Jacques) 1740	Traité des Opérations de Chirurgie. Oblitération de la ligne blanche. Bibliothèque Rainal Frères. Paris, chez Huart, 1740.
29	SURET 1743	Bandage exomphale à barillet. Faculté de Médecine. Voir *Mémoires de l'Académie.* Tome 2, p. 232.
30	ARNAUD GEORGES 1749	Traité des Hernies ou Descentes, divisé en deux parties... Précédé d'une préface où l'on voit l'histoire de ces maladies et les progrès de la chirurgie moderne en ce genre. Bandage méthodique en fer mou pour hernie double. Bibliothèque Nationale. — Td 113-11. Paris, P.-G. Le Mercier, 1749. — 2 vol. in-12.
31	ARNAUD GEORGES 1749	Traité des Hernies ou Descentes. Bandage méthodique en fer mou. Bibliothèque Nationale. — Td 113-11. Paris, P.-G. Le Mercier, 1749. — 2 vol. in-12.
32	J.-L. PETIT 1764	Traité des Maladies chirurgicales et des Opérations qui leur conviennent. Bandage pour maintenir les hernies réduites. Bibliothèque Rainal Frères. 3 vol. in-8°. Paris, chez Didot le Jeune, 1764.

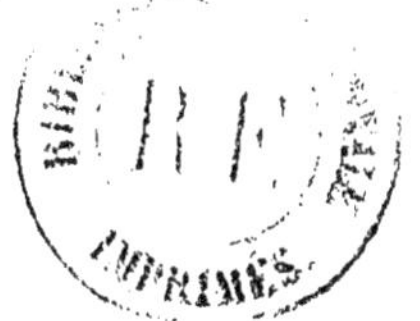

Nos	NOMS	DÉSIGNATIONS
33	**TIPHAINE** 1752	Tiphaine, fabricant de bandages, était recommandé par Arnaud et J.-L. Petit. Premier bandage à double branche pour hernie double.
34	**BLACKEY** 1758	Instruction pour prévenir les Descentes ou Hernies et pour en empêcher les progrès. Bandage élastique. Bibliothèque Nationale. — Tc 91-70. Paris, Imprimerie de Desprez, 1758. In-12 pièce.
35	**BLACKEY** 1758	Instruction pour prévenir les Descentes ou Hernies et pour en empêcher les progrès. Bandage élastique à vis. Bibliothèque Nationale. — Tc 91-70. Paris, Imprimerie de Desprez, 1758. In-12 pièce.
36	**BLACKEY** 1758	Instruction pour prévenir les Descentes ou Hernies et pour en empêcher les progrès. Bandage à ressort de pendule élastique. Bibliothèque Nationale. — Tc 91-70. Paris, Imprimerie de Desprez, 1758. In-12 pièce.
37	**BALIN** 1768	L'Art de guérir les Hernies ou Descentes. Bandage pour la hernie de l'estomac. Bibliothèque Nationale. — Te 91-8. Paris, Imprimerie de Herissant, 1768. — In-12.
38	**L'ARQUEBUSIER MORIN** 1771	Avis au Peuple sur les Hernies et Descentes. Bandage à cric tournant sur son axe. En vente chez l'auteur, rue Saint-Thomas-du-Louvre, hôtel de la Prévosté, vis-à-vis l'église.
39	**L'ARQUEBUSIER MORIN** 1771	Avis au Peuple sur les Hernies et Descentes. Bandage à cric tournant sur son axe. En vente chez l'auteur, rue Saint-Thomas-du-Louvre, hôtel de la Prévosté, vis-à-vis l'église.
40	**L'ARQUEBUSIER MORIN** 1771	Avis au Peuple sur les Hernies et Descentes. Bandage à cric tournant sur son axe. En vente chez l'auteur, rue Saint-Thomas-du-Louvre, hôtel de la Prévosté, vis-à-vis l'église.

Nos	NOMS	DÉSIGNATIONS
41	**RAVATON** 1776	Pratique moderne de la Chirurgie. Bandage à charnière. Ceinture molle. Bibliothèque Rainal Frères. Chez Vincent, rue des Mathurins, hôtel de Clugny. 1776.
42	**GEOFFROY** 1778	Mémoire sur les Bandages propres à retenir les Hernies. Bandage en fil de fer écroui. Bibliothèque Nationale. — Te 91-74. Paris, Panckoucke, édit., 1778. — In-4o pièce.
43	**GEOFFROY** 1778	Mémoire sur les Bandages propres à retenir les Hernies. Bandage à pignon. Bibliothèque Nationale. — Te 91-74. Paris, Panckoucke, édit., 1778 — In-4o pièce.
44	**GEOFFROY** 1778	Mémoire sur les Bandages propres à retenir les Hernies. Bandage propre à remédier aux déplacements du cercle. Bibliothèque Nationale. — Te 91-74. Paris, Panckoucke, édit., 1778. — In-4o pièce.
45	**GEOFFROY** 1778	Mémoire sur les Bandages propres à retenir les Hernies. Bandage pour chute du rectum avec barillet à ressort. Bibliothèque Nationale. — Te 91-74. Paris, Panckoucke, édit., 1778. — In-4o pièce.
46	**GEOFFROY** 1778	Mémoire sur les Bandages propres à retenir les Hernies. Bandage à ressort avec barillet pour donner de l'élasticité au sous-cuisse. Bibliothèque Nationale. — Te 91-74. Paris, Panckoucke, édit., 1778. — In-4o pièce.
47	**JUVILLE** *Chirurgien herniaire* 1786	Traité des Bandages herniaires. Dans lequel on trouve indépendamment des bandages ordinaires, des machines propres à remédier aux chutes de la matrice et du rectum, à servir de récipient dans le cas d'anus artificiel, d'incontinence d'urine, etc. Côté droit d'un ressort double. Bibliothèque Nationale. — Te 91-75. Bibliothèque Rainal Frères. Paris, Belin, édit., 1786.

Nos	NOMS	DÉSIGNATIONS
48	**JUVILLE** *Chirurgien herniaire* 1786	Traité des Bandages herniaires. Ressort inguinal côté droit. Bibliothèque Nationale. — Te 91-73. Bibliothèque Rainal Frères. Paris, Belin, édit., 1786.
49	**JUVILLE** *Chirurgien herniaire* 1786	Traité des Bandages herniaires. Bandage exomphale. Bibliothèque Nationale. — Te 91-75. Bibliothèque Rainal Frères. Paris, Belin, édit., 1786.
50	**JUVILLE** *Chirurgien herniaire* 1786	Traité des Bandages herniaires. Fer à bandage pour hernies des deux côtés acier trempé et recuit. Bibliothèque Nationale. — Te 91-75. Bibliothèque Rainal Frères. Paris, Belin, édit., 1786.
51	**RICHTER AUGUSTE** *Gottlieb* 1788	Traité des Hernies. Bienfait à l'Humanité, pour l'usage du vulgaire et des personnes bienfaisantes, suivi de la description des bandages-plastrons pour hernies inguinales et ombilicales. Par. 59 personnes de famille. Bandage ombilical. Bibliothèque Nationale. — Te 91-76. Bibliothèque Rainal Frères. Bonn, 1788. Brest, Gauchelet, 1808. — In-8.
52	**RICHTER AUGUSTE** *Gottlieb* 1788	Traité des Hernies. Bandage exomphale. Bibliothèque Nationale. — Te 91-76. Bibliothèque Rainal Frères. Bonn, 1788.
53	**RICHTER AUGUSTE** *Gottlieb* 1788	Traité des Hernies. Bandage pour la hernie de l'estomac. Bibliothèque Nationale. — Te 91-76. Bonn, 1788
54	**WICKHAM** 1820	Bandage ombilical sur un ressort.

Nos	NOMS	DÉSIGNATIONS
55	**JALADE-LAFOND** 1822	Considérations sur les Hernies abdominales, sur les bandages herniaires renixigrades et sur de nouveaux moyens de s'opposer à l'onanisme. Bandage renixigrade pour hernies doubles. Bibliothèque Nationale. — Te 91-80. Bibliothèque Rainal Frères. **1822**. Paris, chez l'auteur, **46**, rue de Richelieu.
56	**JALADE-LAFOND** 1822	Considérations sur les Hernies abdominales. Bandage circulaire renixigrade côté droit. Bibliothèque Nationale. — Te 91-80. Bibliothèque Rainal Frères. **1822**. Paris, chez l'auteur, **46**, rue de Richelieu.
57	**JALADE-LAFOND** 1822	Considérations sur les Hernies abdominales. Bandage pour hernie ombilicale. Bibliothèque Nationale. — Te 91-80. Bibliothèque Rainal Frères. **1822**. Paris, chez l'auteur, **46**, rue de Richelieu.
58	**JALADE-LAFOND** 1822	Considérations sur les Hernies abdominales. Bandage inguinal renixigrade. Bibliothèque Nationale. — Te 91-80. Bibliothèque Rainal Frères. **1822**. Paris, chez l'auteur, 46, rue de Richelieu.
59	**DOCTEUR HART** 1822	Bandage forgé non élastique à vis de pression.
60	**DOCTEUR HART** 1822	Ceinture du Dr Hart présentée à la Faculté de Médecine. Ceinture ombilicale à pelote avec ressort en spirale.
61	**WICKHAM** 1825	Bandage crural simple. Ressort 5/8 à inclinaison facultative. Pelote à briquet.
62	**BURAT FRÈRES** 1825	Bandage pour un côté.
63	**BURAT FRÈRES** 1825	Bandage pour deux côtés.

Nos	NOMS	DÉSIGNATIONS
64	**DE BEAUMONT** De Lyon 1827	Bandage à pelote médicamenteuse, composée d'opium brut, de noix de galle et de cyprès, de cendres de marronniers d'Inde et de sous-carbonate d'ammoniaque.
65	**WICKHAM** 1830	Bandage inguinal simple, ressort 5/8, côté opposé. Pelote à charnière.
66	**RAINAL PÈRE** 1830	Bandage inguinal à ceinture molle. Bandage pour la nuit.
67	**RAINAL PÈRE** 1830	Bandage inguinal à ceinture molle. Pelote en porcelaine.
68	**RAINAL PÈRE** 1830	Bandage ombilical à ceinture molle.
69	**RAINAL PÈRE** 1830	Bandage hypogastrique à ceinture molle.
70	**RAINAL PÈRE** 1830	Bandage inguinal à ressort. Pelote emboutie.
71	**PERNET** 1842	Bandage hypogastrique.
72	**PERNET** 1842	Bandage pour éventration.
73	**FÉRON** 1858	Bandage présenté à la Société de Chirurgie par Follin en 1858.
74	**GONTARD** 1868	Bandage à cric.
75	**DUPRÉ** 1869	Bandage à pression rigide.
76	**DOLBEAU** 1869	Bandage ombilical de Dolbeau.

Nos	NOMS	DÉSIGNATIONS
77	WICKHAM 1889	Bandage inguinal double. Pelote à brisure à droite. Pelote coquille à inclinaison facultative à gauche.
78	RAINAL FRÈRES 1899	Le Bandage herniaire. Autrefois, aujourd'hui. Bandage ombilical. Paris, Masson, 1899. Bibliothèque Nationale, Grand in-8. — Te 91.
79	RAINAL FRÈRES 1899	Bandage ombilical double branche.
80	RAINAL FRÈRES 1899	Bandage hypogastrique à ressorts.
81	WICKHAM 1900	Bandage ombilical à deux ressorts et à charnières.
82	RAINAL FRÈRES 1900	Bandage à ressorts pour deux hernies scrotales.
83	RAINAL FRÈRES 1900	Bandage à ressorts pour deux hernies inguinales volume d'un œuf de poule.
84	RAINAL FRÈRES 1900	Bandage double à ressorts pour hernies inguinales. Enfant de 3 à 15 ans.
85	RAINAL FRÈRES 1900	Bandage de Camper pour hernie scrotale volumineuse.
86	RAINAL FRÈRES 1900	Bandage de nuit.
87	RAINAL FRÈRES 1900	Bandage inguinal pelote mobile. Point d'appui dorsal.
88	RAINAL FRÈRES 1900	Bandage inguinal. Hernie volume d'un œuf de poule.

Nos	NOMS	DÉSIGNATIONS
89	RAINAL FRÈRES 1900	Bandage de Camper. Hernie volume d'un poing d'adulte.
90	RAINAL FRÈRES 1900	Bandage inguinal. Hernie volume d'une noix.
91	RAINAL FRÈRES 1900	Bandage inguinal, pelote elliptique. Pointe de Hernie.
92	RAINAL FRÈRES 1900	Bandage pour un côté hernie inguinale. Enfants de 3 à 15 ans.
93	RAINAL FRÈRES 1900	Bandage à pelote en fourche pour ectopie testiculaire.
94	RAINAL FRÈRES 1900	Bandage à pelote concave pour hernie irréductible.
95	RAINAL FRÈRES 1900	Bandage pour hernie crurale chez la femme.
96	PROFr PAUL BERGER 1900	Bandage pour hernie crurale incoercible.
97	PROFr PAUL BERGER 1900	Bandage pour hernie crurale.
98	PROFr PAUL BERGER 1900	Bandage pour hernie scrotale volumineuse avec courroie de rappel.
99	PROFr PAUL BERGER 1900	Tableau représentant la fabrication des ressorts de bandages herniaires en 1900.
100	PROFr PAUL BERGER 1900	Tableau représentant la fabrication des plaques de bandages herniaires en 1900.
101	RAINAL FRÈRES 1912	Appareil pour anus artificiel.

Nos	NOMS	DÉSIGNATIONS
102	**WICKHAM** 1900	Bandage crural simple. Pelote à inclinaison.
103	**WICKHAM** 1900	Bandage inguinal simple côté opposé. Pelote coquille.
104	**WICKHAM** 1900	Fabrication des Bandages Wickham en 1900.
105	DATE INCONNUE	Cornet acoustique en carton simple spirale.
106	DATE INCONNUE	Cornet acoustique en carton double spirale.
107	DATE INCONNUE	Cornet acoustique monté sur coquillage.
108	DATE INCONNUE	Inhalateur.
109	DATE INCONNUE	Bourdonnets.
110	DATE INCONNUE	Pessaire gomme et ivoire.
111	**CHEVALIER GOETZ VON BERLICHINGEN** 1820	Main de fer du Chevalier Goetz von Berlichingen. Bras artificiel tout en métal. Mouvements de flexion et de rotation du poignet.
112	Fabrication anonyme 1830	Bras artificiel, main en bois. Mouvements de pronation et de supination du pouce.
113	**AMBROISE PARÉ** Fabrication Rainal Frères	Reproduction du Gantelet de fer d'Ambroise Paré.
114	Fabrication anonyme	Cornet acoustique avec deux pavillons.
115	**FABRICE DE HILDEN** 1627	Instrument destiné à recueillir l'urine pendant la marche.

www.ingramcontent.com/pod-product-compliance
Ingram Content Group UK Ltd.
Pitfield, Milton Keynes, MK11 3LW, UK
UKHW020507230726
13925UKWH00005B/2107

9 782014 085778